Umschreibungen Fernseherinnerungen

Wie lautet des Rätsels Lösung? Seniorenbeschäftigung und Gedächtnistraining Rätsel

60 Ratespiele für Senioren – Band 15

Kristina Büttertz

Senioren Beschäftigungen

1. Auflage

©2020 Senioren Beschäftigungen

Alle Rechte vorbehalten

senioren-beschaeftigungen.de

Als Zusatz zum Buch haben wir weitere kostenlose Aktivierungen zum Downloaden bereitgestellt.

Unter folgendem Link erhältst du die erstklassigen, kostenlosen Übungsvorlagen zum Downloaden: https://bit.ly/buchbonus

Folge uns auf Social Media!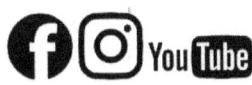

Inhaltsverzeichnis

Einleitung 9

Rätsel 1: 11

Rätsel 2: 12

Rätsel 3: 13

Rätsel 4: 14

Rätsel 5: 15

Rätsel 6: 16

Rätsel 7: 17

Rätsel 8: 18

Rätsel 9: 19

Rätsel 10: 20

Rätsel 11: 21

Rätsel 12: 22

Rätsel 13: 23

Rätsel 14: 24

Rätsel 15: 25

Rätsel 16: 26

Rätsel 17: 27

Rätsel 18: 28

Rätsel 19: 29

Rätsel 20: 30

Rätsel 21: 31

Rätsel 22: 32

Rätsel 23: 33

Rätsel 24: 34

Rätsel 25: 35

Rätsel 26: 36

Rätsel 27: 37

Rätsel 28: 38

Rätsel 29: 39

Rätsel 30: 40

Rätsel 31: 41

Rätsel 32: 42

Rätsel 33: 43

Rätsel 34: 44

Rätsel 35: 45

Rätsel 36: 46

Rätsel 37: 47

Rätsel 38: 48

Rätsel 39: 49

Rätsel 40: 50

Rätsel 41: 51

Rätsel 42: 52

Rätsel 43: 53

Rätsel 44: 54

Rätsel 45: 55

Rätsel 46: 56

Rätsel 47: 57

Rätsel 48: 58

Rätsel 49: 59

Rätsel 50: 60

Rätsel 51: 61

Rätsel 52: 62

Rätsel 53: 63

Rätsel 54: 64

Rätsel 55: 65

Rätsel 56: 66

Rätsel 57: 67

Rätsel 58: 68

Rätsel 59: 69

Rätsel 60: 70

Lösungen 71

ENDE 74

Weitere Senioren   Beschäftigungen 75

Einleitung

Ich begrüße dich ganz herzlich zu diesem Rätselwerk, in dem es um die verschiedensten Fernseherinnerungen der Geschichte geht. Ob lustige, knifflige, traurige oder gefährliche Momente – hier erlebst du einen Ausflug in die Fernsehgeschichte. Einen Ausflug der besonderen Art, denn dieser Ausflug wird dir mit jeder Menge Rätselspaß versüßt! 60 Rätsel werden dir im Zuge dieses Werkes angeboten. 60 Umschreibungen, die es zu lösen gilt. Diese Umschreibungen haben alle eine Gemeinsamkeit: es wird jeweils eine Fernseherinnerungen gesucht, das du mit Sicherheit schon 100-mal gehört oder gesehen hast. Doch errätst du dieses Sendung auch, wenn du es nicht vor dir siehst, wenn du es nicht hören oder sogar anfassen kannst? Dieses Rätselwerk enthält 60 Rätsel, die allesamt gleich aufgebaut sind. Es werden jeweils sechs Tipps gegeben, die alle auf ein- und dieselbe Fernseherinnerung hindeutet. Zum Ende der Indizien ist die gesuchte Fernseherinnerung in den Lösungen angegeben. Dieses Werk wurde für Senioren geschrieben, die ihr Gehirn fit halten oder eventuell einem anfänglichen Demenz-Stadium entgegenwirken wollen. Es empfiehlt sich, dieses Rätselwerk als

Spielleiter bzw. Fragensteller zu erwerben und dieses Rätselbuch beispielsweise in einem Seniorenheim auszuprobieren.

Die verschiedenen Hinweise können vom Spielleiter einfach vorgelesen werden. Nach jedem Tipp kann sich der Senior oder die Seniorin überlegen, ob er bzw. sie auf die Lösung kommt und kann ggf. einen Tipp abgeben. Am Ende kann der Spielleiter ggf. noch weitere Tipps geben oder das Rätsel auflösen, sofern es aufgelöst bzw. erraten wurde. Natürlich ist dieses Werk auch für Gruppenspaß geschaffen. Senioren können dabei in zwei oder in mehrere Gruppen aufgeteilt werden und raten dann gemeinsam im Team gegen andere Teams. Mehr Senioren sorgen natürlich auch für mehr Wissen und folglich entstehen mehr Ideen. Die Lösungen der Rätsel findest du am Ende des Buches, somit können die Rätsel auch alleine gelöst werden. Ich wünsche dir viel Spaß bei den folgenden 60 Rätseln über ganz verschiedene Fernseherinnerungen mit ganz individuellen Eigen- und Besonderheiten, die im Zuge dieses Werkes gewürdigt werden!

Rätsel 1:

Wie lautet die Lösung des Rätsels?

Der gesuchte Begriff beschreibt eine Sendung, die im Fernsehen ausgestrahlt wurde.

Diese Sendung lief immer am Samstagabend um 19:30 Uhr im ZDF.

In dieser Sendung gab es viel Musik.

Der Moderator stellte mehrere Kandidaten vor, die jeweils einen Titel vortrugen.

Nach dem Auftritt der Interpreten folgte ein Schnelldurchlauf aller Titel.

Die Fernsehzuschauer durften ihren Lieblings-Interpreten per TED wählen.

Rätsel 2:

Wie lautet die Lösung des Rätsels?

Der gesuchte Begriff ist eine Person.

Diese Person war männlich und gebürtiger Berliner.

Er war ein sehr beliebter Showmaster und Regisseur.

Der beschriebene Künstler arbeitete auch als Unterhaltungschef für den RIAS Berlin.

Eines seiner Markenzeichen in den Sendungen war der typische Luftsprung.

Der gesuchte Showmaster war Mitglied im Direktorium des Zentralrats der Juden.

Rätsel 3:

Wie lautet die Lösung des Rätsels?

Der gesuchte Begriff beschreibt eine Fernsehsendung.

Die Fernsehsendung wurde vom Hessischen Rundfunk in Serie produziert und in unregelmäßiger Folge von der ARD ausgestrahlt.

Die Fernsehsendung wurde von einem Zoologen präsentiert, der seine Filmaufnahmen auch selbst drehte.

Von dieser Fernsehsendung gibt es 175 Folgen bis zum Tod des Moderators, der von Beruf Zoologe und Verhaltensforscher war.

Der Leiter der gesuchten Fernsehsendung war zudem Direktor des Frankfurter Zoos und lehrte als Professor an der Johann - Wolfgang - Goethe - Universität in Frankfurt am Main

Die Sendereihe gilt als pädagogisch wertvoll und wurde mit vielen wichtigen Preisen ausgezeichnet.

Rätsel 4:

Wie lautet die Lösung des Rätsels?

Bei dem gesuchten Begriff handelt es sich um eine berühmte Fernsehserie.

Diese Fernsehserie wurde in den Jahren von 1978 bis 1991 in den USA gedreht.

In dieser amerikanischen Familienserie ging es um sehr reiche Menschen eines Familien-Clans, um Öl, um schöne Frauen, Ehebruch, Intrigen und Macht.

Die Fernsehserie spielt in Texas.

Die Handlung der gesuchten Serie wird von der Rivalität zweier Brüder dominiert.

Mit dieser Serie wurde in Deutschland erstmals von einer Seifenoper gesprochen.

Rätsel 5:

Wie lautet die Lösung des Rätsels?

Der gesuchte Begriff beschreibt eine aufwändig produzierte Musiksendung.

Diese Musiksendung wird vor großem Saalpublikum live im Fernsehen ausgestrahlt.

Bei dieser Sendung handelt es sich um eine Gemeinschaftsproduktion des Österreichischen Fernsehens mit dem Bayerischen Rundfunk und dem Schweizer Radio und Fernsehen, die jeweils live in der ARD und im ORF ausgestrahlt wird.

In dieser Musiksendung gibt es einen bunten Mix volkstümlicher Musik, Ausschnitte von Operetten und Musicals sowie viel Blasmusik.

Die Künstler, die in der Sendung auftreten und auch das Publikum tragen oft Trachten.

Die Sendung ist eine Eurovisionssendung mit der typischen Eurovisionsmelodie am Anfang und Ende der Sendung.

Rätsel 6:

Wie lautet die Lösung des Rätsels?

Mit dieser Umschreibung wird eine männliche Person gesucht, die zu Beginn des vergangenen Jahrhunderts im lettischen Riga geboren wurde.

Die gesuchte Person war der vielleicht bekannteste Komiker Deutschlands.

Der gesuchte Komiker war ein vielseitiger Künstler, denn er arbeitete auch als Schauspieler, Kabarettist, Komponist und Dichter.

Vielen Fernsehzuschauern ist er durch seine Willi - Filme bekannt.

Der Künstler machte sich auch mit seinen charakteristischen Gedichten einen Namen.

Der gesuchte Künstler litt unter panischem Lampenfieber bei Live - Veranstaltungen, weshalb eine Hornbrille mit dickem Fensterglas zu seinem Markenzeichen wurde, die ihm durch die verschwommene Wahrnehmung des Publikums die Auftrittsangst nehmen sollte.

Rätsel 7:

Wie lautet die Lösung des Rätsels?

Der Begriff beschreibt eine Fernsehshow aus dem deutschsprachigen Raum.

In dieser Sendung traten neben Prominenten auch Kandidaten auf, die etwas Besonderes zeigen konnten.

In der Sendung übernahmen einige der Prominenten eine Patenschaft für diese Kandidaten und mussten sich vorab festlegen, ob das, was die Kandidaten vorführen wollten, gelingen wird.

In dieser Sendung wurde auch vorab festgelegt, was der Prominente anbietet, wenn er sich geirrt hat.

Die Sendung wurde als große Samstagabend - Unterhaltung präsentiert.

Nach einem tragischen Unglücksfall wurde die beliebte Sendung eingestellt.

Rätsel 8:

Wie lautet die Lösung des Rätsels?

Der gesuchte Begriff beschreibt einen schweizer Heimatfilm.

In der 1952 erschienenen Originalfassung wird teilweise Schweizerdeutsch gesprochen.

Der Film spielt zwischen den schweizer Bergen und einer hessischen Großstadt.

In dem gesuchten Film spielen ein kleines schweizer Mädchen und ihr Großvater die Hauptrollen.

In dem Film geht es auch um die Liebe zur Natur, um Treue, Vergebung sowie um ehrliche Freundschaft.

Der gesuchte Film wird immer wieder neu verfilmt, auch in Deutschland und sogar in den USA.

Rätsel 9:

Wie lautet die Lösung des Rätsels?

Der gesuchte Begriff beschreibt eine beliebte Musiksendung, die von 1971 bis 1982 im ZDF ausgestrahlt wurde.

Der Name dieser Musiksendung lautet genauso wie eine Tanz-Unterhaltungsveranstaltung.

Bekannte und weniger bekannte Künstler trugen in dieser Sendung ihre neuesten Lieder vor.

In der Sendung wurde sowohl Live als auch mit Hilfe eines Playbacks gesungen.

Die Sendung wurde in Berlin aufgezeichnet und dauerte ca. 45 min pro Sendung.

Die Sendung gab es einmal im Monat.

Rätsel 10:

Wie lautet die Lösung des Rätsels?

Der gesuchte Begriff ist der Name für eine Fernsehserie, die noch heute läuft.

Die gesuchte Fernsehserie trägt einen Straßennamen.

Die gesuchte Serie gilt als die erste deutsche Serie im Stile einer Seifenoper.

Die Serie wird in Köln gedreht, spielt aber in München und behandelt stets aktuelle Alltagsprobleme.

Die Folgen dieser Serie werden seit Jahrzehnten immer Sonntagabend ausgestrahlt.

Die gesuchte Serie fiel selbst an Feiertagen fast niemals aus.

Rätsel 11:

Wie lautet die Lösung des Rätsels?

Gesucht wird der Titel der ersten deutschen Comedy - Fernsehserie.

Die Sendung wurde als eine Art Nummern - Revue konzipiert.

Auf dem Programm der Sendereihe stand eine bunte Mischung aus Witzen und Musik.

Ingrid Steeger und Elisabeth Volkmann gehörten zur ersten Stammbesetzung der gesuchten Sendereihe.

Die gesuchte Comedy - Serie lief in den 70er Jahren.

Die Sendungen wurden dienstags zur besten Sendezeit ausgestrahlt und dauerten jeweils ca. 45 Minuten.

Rätsel 12:

Wie lautet die Lösung des Rätsels?

Gesucht wird der Name eines niederländischen Sängers.

Der gesuchte Sänger ist ein beliebter Schlagerstar, der seine Karriere als Kinderstar begann.

Die Karriere des gesuchten Sängers dauert bis heute an.

Der ehemalige Kinderstar arbeitet heute als nicht nur als Sänger, sondern auch als Produzent von Musiksendungen.

Der Künstler wurde mit seinem größten Hit "Mama" bekannt und traf damit den Nerv der Zeit.

In seiner Kinderstar - Zeit spielte er in mehreren Filmen, die auch seinen Namen tragen, die Hauptrolle.

Rätsel 13:

Wie lautet die Lösung des Rätsels?

Beschrieben wird hier der Name einer Krimi - Serie.

In dieser Serie spielt ein Polizeihund die tragende Rolle.

Die gesuchte Serie spielt in Wien.

Die Rasse des eingesetzten Hundes ist ein "Deutscher Schäferhund".

Das Konzept zu dieser Serie wurde in ähnlichen Filmen auch in Italien und Kanada übernommen.

Die Original - Serie ist eine österreichische Produktion.

Rätsel 14:

Wie lautet die Lösung des Rätsels?

Der gesuchte Begriff ist der Name einer beliebten Unterhaltungssendung im Hessischen Rundfunk.

In der gesuchten Sendung wurde meistens hessische Mundart gesprochen.

Die Sendung war ein bunter Mix aus Musik und Wortbeiträge aller Art, auch gesellschaftskritische.

Die Sendereihe der Unterhaltungsshow erweckte den Eindruck einer Schankwirtschaft.

Ihr wesentliches Symbol waren ein Bembel und der so genannte Äppelwoi (hessischer Apfelwein).

Die gesuchte Sendung wurde in verschiedenen, meist hessischen Städten produziert.

Rätsel 15:

Wie lautet die Lösung des Rätsels?

Beschrieben wird eine erfolgreiche deutsche Fernsehserie.

Die Serie spielt im Arzt - Milieu.

In der Serie geht es um dargestellte medizinische Vorfälle und das Privatleben der Ärzte, Schwestern und Pfleger.

Die Handlung der Serie wurde zudem gehalten von der Liebe zwischen dem Klinikchef und einer Krankenschwester.

Der Hauptdarsteller der Serie war ein bekannter österreichischer Schauspieler.

Die Serie wurde Ende 1985 erstmals ausgestrahlt und schnell zu einem Publikumsmagneten.

Rätsel 16:

Wie lautet die Lösung des Rätsels?

Bei dem umschreibenden Text handelt es sich um eine lustige Unterhaltungs - Sendereihe.

In der gesuchten Unterhaltungssendung wurden prominente und nicht prominente Menschen absichtlich in eine unangenehme Situation gebracht.

Das Konzept der Sendung lebte von der Schadenfreude der Zuschauer.

In Bild und Ton wurde festgehalten, wie die betroffenen Personen auf ihre missliche Lage reagierten.

Die Sendungen wurden in unregelmäßiger Folge am Samstagabend ausgestrahlt.

Die Idee zu dieser Sendung kam von einem schweizer Moderator, der die Sendereihe gemeinsam mit seiner Ehefrau aufzeichnete.

Rätsel 17:

Wie lautet die Lösung des Rätsels?

Bei dem gesuchten Begriff geht es um eine Musiksendung.

Die Musiksendung wurde von einem bekannten Opernsänger moderiert.

Der Name der Sendung lautete wie der Titel eines Liedes.

In der Sendung wurden auch schöne Orte und Landschaften Deutschlands vorgestellt.

Die Sendung war ein bunter Mix aus Musik, dem Auftritt von Chören und Gesprächen mit Menschen aus der jeweiligen Region und wunderschönen Landschaftsaufnahmen.

Die Musikrichtung waren vorwiegend Volksliedgut, Operette und Oper.

Rätsel 18:

Wie lautet die Lösung des Rätsels?

Bei dem gesuchten Begriff handelt es sich um eine deutsche Fernsehserie.

In der Serie geht es um das Leben einer schweizer Artistenfamilie.

Die Serie wurde 1969 erstmals ausgestrahlt.

Zur Stammbesetzung der Serie gehörte ein bekannter Eiskunstläufer.

Die anspruchsvolle Fernsehserie punktete mit artistischen Leckerbissen.

Teilweise spielten echte Artisten mit.

Rätsel 19:

Wie lautet die Lösung des Rätsels?

Gesucht wird der Name einer Fernsehshow.

Der Moderator der Show war ein niederländischer Entertainer, der der Sendung auch den Namen gab.

Zu jeder Show gab es ein einziges Bühnenbild zu einem bestimmten Thema.

Die Sendung gehörte in den Jahren 1988 bis 1992 zu den großen Samstagsabend - Unterhaltungen des ZDF.

Die Sendereihe wurde als ideenreiche Talent- und Überraschungsshow geplant.

Sie Unterhaltungsshow lief monatlich im ZDF.

Rätsel 20:

Wie lautet die Lösung des Rätsels?

In der Umschreibung des Begriffes geht es um eine amerikanische Fernsehserie.

In der Serie spielt ein Hund die Hauptrolle.

Dieser Hund ist eine Collie - Hündin.

Die Serie spielt auf einer Farm in Colorado.

Die Hündin hat meistens schwierige Situationen zu meistern, was ihr aber stets mühelos gelingt.

Oft rettet die Hündin ihren menschlichen Gefährten das Leben.

Rätsel 21:

Wie lautet die Lösung des Rätsels?

Der Begriff beschreibt eine Musiksendung.

Diese Musiksendung wurde monatlich als musikalischer Wettbewerb ausgestrahlt.

In der Sendung wurden ausschließlich volkstümliche Lieder vorgetragen.

Die Interpreten sangen fast immer mit Unterstützung eines Playbacks.

Moderiert wurde die Sendung von einer Frau.

Die Moderatorin wurde durch ihr gerolltes "R" in der Aussprache berühmt.

Rätsel 22:

Wie lautet die Lösung des Rätsels?

Bei dem gesuchten Begriff handelt es sich um Fernsehproduktionen, die regelmäßig gesendet werden..

Hauptfiguren in diesen Fernsehproduktionen waren keine menschlichen Darsteller, sondern Puppen.

Produziert wurde die Sendereihe in einem Marionettentheater.

Außer für das Fernsehen wurden die Sendungen auch für das Kino produziert.

Die Produktionsreihe gibt es seit den 50er Jahren.

Im Namen des gesuchten Titels kommt eine bayerische Großstadt vor.

Rätsel 23:

Wie lautet die Lösung des Rätsels?

Bei dem gesuchten Begriff handelt es sich um eine Person.

Diese Person war ein männlicher Künstler.

Der Künstler war Sänger und Schauspieler.

Er war der Interpret des vielleicht bekanntesten Hochzeitsliedes im Schlager.

Gemeinsam mit einer bayerischen Schauspielerin wurde er zum Traumpaar der 60er Jahre.

Seine letzten Rollen spielte er als Hoteldirektor in einer Fernsehserie.

Rätsel 24:

Wie lautet die Lösung des Rätsels?

Bei dem gesuchten Begriff handelt es sich um den Titel einer Fernsehserie.

Die Serie hatte 14 Folgen.

In der Serie ging es um eine alleinerziehende Mutter dreier Kinder und ihre neue Liebe.

Die Serie war eine entspannende Familienserie mit viel fröhlicher Stimmung und interessanten, aber geschliffenen Dialogen.

Die Serie wurde Anfang der 80er Jahre im ZDF ausgestrahlt.

Die Hauptdarsteller spielen eine Boutique - Besitzerin aus Berlin und einen Werbegrafiker aus Wien, die zueinander finden - mitsamt der Kinder.

Rätsel 25:

Wie lautet die Lösung des Rätsels?

Der gesuchte Begriff ist eine Fernsehproduktion.

Die Fernsehproduktion war eine Quizsendung.

Die Sendung wurde im ZDF ausgestrahlt.

Der Moderator dieser Sendung moderierte auch die ZDF-Hitparade,

Die Sendung wurde von 1979 bis 1984 ausgestrahlt.

In der Sendung mussten immer 2 Kandidaten Begriffe raten, die sie sich gegenseitig vorspielten.

Rätsel 26:

Wie lautet die Lösung des Rätsels?

Der gesuchte Begriff beschreibt den Namen einer Kriminalfilm - Reihe.

Die Kult - Krimis werden als 90min Filme produziert.

Jede Folge hat eine abgeschlossene Handlung.

Die Ausstrahlungen der Reihe laufen in unregelmäßiger Folge.

Es handelt sich um eine Gemeinschaftsproduktion von Deutschland, Österreich und der Schweiz.

Die einzelnen Folgen laufen sonntags zur besten Sendezeit in ORF2, SRF1 und ARD.

Rätsel 27:

Wie lautet die Lösung des Rätsels?

Gesucht wird der Name einer Person.

Die gesuchte Person war männlich und ein bekannter Entertainer.

Der Künstler prägte maßgeblich die deutsche Unterhaltungsszene.

Er war Schauspieler, Sänger und Showmaster.

Am Bekanntesten war seine Musiksendung "Musik ist Trumpf".

Seine Sendungen wurden im ZDF ausgestrahlt.

Rätsel 28:

Wie lautet die Lösung des Rätsels?

Gesucht wird der Name einer Fernsehserie.

Die Fernsehserie spielt im ländlichen Raum in Deutschland.

Die Handlungen spielen in Bayern zur Kaiserzeit.

Die Sendungen werden in Mundart gesendet.

Ort der Handlungen ist ein bayerisches Gericht.

Die behandelten Fälle sind in der Regel Bagatellfälle wie z. B. Beleidigung, üble Nachrede usw.

Rätsel 29:

Wie lautet die Lösung des Rätsels?

Gesucht wird der Name einer weiblichen Person.

Es geht um eine deutsch-französische Schauspielerin, die in Wien geboren wurde.

Die Schauspielerin wurde bereits als Kind und Jugendliche in zahlreichen Heimatfilmen berühmt.

Die gesuchte Schauspielerin spielte hin und wieder an der Seite ihrer berühmten Schauspieler-Eltern.

Die Schauspielerin ist die Hauptperson einer berühmten Fernsehtrilogie über eine österreichische Monarchin.

Die gesuchte Schauspielerin löste sich aus dem Klischee der heilen Welt und spielte später Charakter - Rollen.

Rätsel 30:

Wie lautet die Lösung des Rätsels?

Der gesuchte Begriff beschreibt eine Fernsehserie.

Die Fernsehserie wurde im Vereinigten Königreich produziert.

Die Serien vereinten viele Genres des Filmes, z. B. Elemente von Krimis, Agentenfilmen, Action oder Thriller.

Die Serie wurde in den 60er und 70er Jahren im ZDF ausgestrahlt.

Bekannte Schauspieler dieser Serie waren z. B. John Steed, Patrick Macnee und Diana Rigg.

Die Fernsehserie wurde in einem stilsicheren, eleganten Charakter gespielt.

Rätsel 31:

Wie lautet die Lösung des Rätsels?

Der Begriff, der hier gesucht wird, beschreibt eine deutsche Fernsehproduktion.

Drehort und Handlung spielen auf einem Kreuzfahrtschiff.

Die jeweiligen Sendungen sind Großproduktionen.

In den Handlungen geht es um die Belange der jeweils mitreisenden Passagiere des Kreuzfahrtschiffes.

Für die Sendungsreihe gibt es eine feste Stammbesetzung, die nur selten ausgewechselt wird.

Neben echten Kreuzfahrtpassagieren werden die Passagiere oft von Prominenten aus allen Bereichen gespielt.

Rätsel 32:

Wie lautet die Lösung des Rätsels?

Gesucht wird der Name einer bekannten US - amerikanischen Fernsehserie.

Von dieser Serie gibt es 135 Folgen, die zwischen 1965 und 1970 gedreht wurden.

Hauptperson der Serienhandlung ist ein orientalischer Flaschengeist.

Der Flaschengeist ist eine hübsche, junge Frau.

Die schöne junge Frau wurde einst verwünscht und in diesen Flaschengeist verwandelt.

Die männliche Hauptrolle wurde von einem Schauspieler verkörpert, der in Deutschland auch aus einer anderen US - Serie bekannt wurde.

Rätsel 33:

Wie lautet die Lösung des Rätsels?

Bei dem Begriff geht es um den Namen einer Musiksendung.

In dieser Musiksendung traten englischsprachige internationale Interpreten auf.

Die deutsche Musiksendung war die erste Fernsehproduktion dieser Art.

Die Musiksendung orientierte sich an dem Musikgeschmack der Jugendlichen.

Die Sendungen wurden von einer Frau moderiert und von Radio Bremen produziert.

Die Sendereihe dieses Musikformats wurde von 1965 bis 1972 gedreht.

Rätsel 34:

Wie lautet die Lösung des Rätsels?

Der gesuchte Begriff beschreibt den Titel einer Samstagabendshow.

Die Fernsehproduktion wurde in insgesamt 12 Folgen in der ARD ausgestrahlt.

Die Sendung handelte von astrologischen Inhalten.

Die Unterhaltungsshow wurde von einem Moderator geleitet.

Zur festen Besetzung der Fernsehsendung gehörte eine echte Astrologin.

In den Sendungen trat stets mindestens ein prominenter Gast auf.

Rätsel 35:

Wie lautet die Lösung des Rätsels?

Bei dem gesuchten Begriff handelt es sich um eine Person.

Die zu erratende Person ist männlich und war ein bekannter deutscher Showmaster, Entertainer und Schauspieler.

Er spielte in diversen Fernsehfilmen, z. T. auch in der Hauptrolle.

Größte Bekanntheit erlangte der Künstler mit einer großen Samstagabendshow.

Die Samstagabendshow war eine Unterhaltungssendung im Format einer Quizsendung.

Er hatte einen liebevollen Spitznamen, der an ein Schreibgerät erinnert.

Rätsel 36:

Wie lautet die Lösung des Rätsels?

Gesucht wird der Name einer Fernsehserie.

Die gesuchte Fernsehserie ist eine amerikanische Krimiserie.

In dieser Serie geht es um 3 Polizistinnen, die von ihrem Job gelangweilt sind und die deshalb ein lukratives Angebot annehmen.

Das lukrative Angebot erhalten die drei Damen von einem mysteriösen Mann, der in der Serie nicht zu sehen ist.

Die drei Damen werden auf diese Weise zu Privatdetektivinnen für den ominösen Auftraggeber.

Nach der Erfolgsserie wurden gleichnamige Filme für TV und Kino gedreht.

Rätsel 37:

Wie lautet die Lösung des Rätsels?

Gesucht wird der Titel eines bekannten Liedes.

Der Liedtext entspricht dem Zeitgeist der 70er Jahre und löste eine Reisewelle in die tropischen Länder aus.

In dem Lied wird die Lebensfreude zelebriert.

Markenzeichen dieses Liedes ist ein berühmt gewordener Ausruf, der auch oft als "Schlachtruf" bezeichnet wird.

Der Interpret des Liedes wurde aufgrund der fröhlichen Grundstimmung oft auf die seichte Schiene reduziert.

Die Musik des Liedes entstammt der Feder von Erfolgskomponist Ralph Siegel.

Rätsel 38:

Wie lautet die Lösung des Rätsels?

Der gesuchte Begriff beschreibt eine tschechoslowakische Serie.

Die Serie wurde sowohl für das westdeutsche Fernsehen wie auch für das Fernsehen der DDR bearbeitet.

Die Serie spielt in einem Provinzkrankenhaus einer fiktiven Kleinstadt.

Die Handlung beschäftigt sich mit den beruflichen und privaten Belangen des gespielten Krankenhauspersonals.

Die Serie gilt als die Mutter aller Arztfilme und Arztserien im deutschsprachigen Raum.

Die Serie ist aus den frühen 80er Jahren.

Rätsel 39:

Wie lautet die Lösung des Rätsels?

Gesucht wird der Name einer bekannten Fernsehsendung.

Die Sendung war eine Musiksendung, die live ausgestrahlt wurde.

Die gesuchte Musiksendung war eine neue Variante des legendären Beat Clus.

In der Sendung wurden Lieder und manchmal auch Sketche vorgetragen.

Der Auftritt von Gogo Girls machte die Sendungen einzigartig.

Neben den Live Auftritten der Künstler wurden auch Videoclips gezeigt.

Rätsel 40:

Wie lautet die Lösung des Rätsels?

Der Begriff beschreibt eine Fernsehserie.

Die Fernsehserie ist eine amerikanische Zeichentrick-Serie.

Die Serie orientiert sich an den Figuren des belgischen Zeichners Peyo.

Die Zeichentrickfiguren stellen Charaktere dar, die in einer eigenen Stadt, in einem eigenen Land und unter eigenen Gesetzen leben, zu denen Menschen normalerweise keinen Zutritt haben.

Die Figuren sehen blau aus.

Die blauen Figuren tragen charakteristische und kontrastfarbige Mützen.

Rätsel 41:

Wie lautet die Lösung des Rätsels?

Der gesuchte Begriff ist eine Person.

Die gesuchte Person war männlich und ein berühmter deutscher Schauspieler.

Der gesuchte Schauspieler wurde der breiten Masse der Fernsehzuschauer als Schimanski bekannt.

Mit seinem Charme schaffte es der Publikumsliebling oft auf die Starschnitte der Zeitschrift "Bravo".

Neben seinem vielen Fernsehrollen überzeugte die gesuchte Person auch als Theaterschauspieler.

Der Schauspieler wurde oft ausgezeichnet und zählte zu den beliebtesten Fernseh - Ermittlern.

Rätsel 42:

Wie lautet die Lösung des Rätsels?

Bei dem gesuchten Begriff geht es um eine Unterhaltungssendung.

Die Unterhaltungssendung war die größte Samstagabendshow der ehemaligen DDR.

Die Moderatoren der einzelnen Sendungen wechselten fast bei jeder Sendung.

Die Sendung wurde vor großem, handverlesenen Saalpublikum im Friedrichstadtpalast aufgezeichnet.

Zum Höhepunkt zählte regelmäßig der Auftritt eines internationalen Gastes, meist ein berühmter Sänger aus dem nichtsozialistischen Ausland.

Die Sendung vereinte einem bunten Mix aus Musik, Komik, Artistik oder Ballett und hatte auch ein hauseigenes Ballett.

Rätsel 43:

Wie lautet die Lösung des Rätsels?

Der gesuchte Begriff beschreibt eine berühmte und erfolgreiche Fernsehserie.

Die Fernsehserie ist für Kinder im Vorschulalter gedacht.

Jede der einzelnen Folgen hat kindgerecht kleine thematische Blöcke, die meistens nicht länger als 5 bis 6 min dauern.

Bekannte Figuren der Serie sind z. B. Ernie und Bert.

Die Sendungen bestehen aus Trickfilmen, Realfilm - Einspielungen und Kinderliedern.

Die Fernsehserie gibt es seit 1969 bis heute.

Rätsel 44:

Wie lautet die Lösung des Rätsels?

Der gesuchte Begriff beschreibt einen Film.

Der gesuchte Film ist ein österreichischer Historienfilm.

Der Film wurde in drei Teilen im Stil eines romantischen Heimatfilmes gedreht.

Die Romanze erzählt das Leben einer bayerischen Prinzessin, die Kaiserin von Österreich wird.

Die Filme sind wunderschön anzusehen aber historisch ungenau.

Die Filme werden mindestens einmal im Jahr ausgestrahlt, meistens über die Weihnachtsfeiertage.

Rätsel 45:

Wie lautet die Lösung des Rätsels?

Der gesuchte Begriff beschreibt eine Sendung, die einmal im Jahr ausgestrahlt wurde und jedes Jahr neu war.

Die Sendung war die Liveübertragung eines musikalischen Wettbewerbes der volkstümlichen Musik.

An diesem Wettbewerb nahmen Interpreten aus Deutschland, Österreich, der Schweiz und Südtirol teil.

Entsprechend der teilnahmeberechtigten Interpreten war die Sendung eine Koproduktion der Hauptsendestationen dieser 4 Länder.

Der Sieger erhielt als Trophäe einen dreizackigen Bergkristall.

Neben den Interpreten werden die Komponisten der erfolgreichen Lieder ausgezeichnet.

Rätsel 46:

Wie lautet die Lösung des Rätsels?

Der Begriff ist eine männliche Person.

Der gesuchte Mann war ein vielseitiger Fernsehschaffender.

Größte Bekanntheit erlangte er durch die Moderation der ZDF - Hitparade.

Der Moderator war auch selbst Schlagersänger, Schauspieler, Entertainer und Produzent.

Sein Markenzeichen waren seine markante Stimme und sein schneller Redefluss.

Der Moderator wurde auch als "Mister Hitparade" bezeichnet.

Rätsel 47:

Wie lautet die Lösung des Rätsels?

Bei dem gesuchten Begriff geht es um eine deutsche Fernsehserie.

Die Handlung der Serie spielt in einer Tierarztpraxis im Schwarzwald.

Die Hauptpersonen der Serie wurden von bekannten Film- und Theaterschauspielern dargestellt.

Die Serie hatte 9 Folgen von jeweils ca. 45 Minuten.

Der Klinikleiter der Tierarztpraxis wurde von Gustav Knuth gespielt.

Die Serie wurde in der 60er Jahren produziert.

Rätsel 48:

Wie lautet die Lösung des Rätsels?

Der Begriff beschreibt eine deutsche Fernsehserie.

Die gesuchte Fernsehserie ist eine Krimiserie, die seit 1977 im ZDF läuft.

Die Hauptdarsteller hatten ihre Rolle über viele Jahre inne.

Die einzelnen Folgen behandelten jeweils abgeschlossene Episoden.

Einer der Ermittler wurde von einem ehemaligen Kinderstar gespielt, der schon als Kind durch seine schöne Knabenstimme auffiel.

Die Handlung spielt in der bayerischen Landeshauptstadt.

Rätsel 49:

Wie lautet die Lösung des Rätsels?

Der Begriff ist der Name einer männlichen Person.

Die gesuchte Person ist ein berühmter Chorleiter.

Er gründete und führte die nach ihm benannten Chöre.

Mit seinen Chören bereiste er die ganze Welt und trat regelmäßig mit einem Teil seiner Chöre in volkstümlichen Sendungen auf.

Die gesuchte Person initiierte und moderierte die Sendung "Die Straße der Lieder".

Der Chorleiter begeisterte Generationen von jungen Leuten, die allesamt Laien waren, für die Musik.

Rätsel 50:

Wie lautet die Lösung des Rätsels?

Der Begriff sucht den Namen für eine Fernsehreihe.

In dieser Fernsehreihe werden komplette komische Theaterstücke aufgeführt.

Die Fernsehreihe wurde vom Bayerischen Rundfunk produziert und wird in bairischer Mundart gesendet.

Die aufgeführten Komödien spielen im bäuerlichen Umfeld.

Die Theaterstücke wurden in einem regulären Theater vor Publikum aufgeführt.

Die Fernsehreihe, die diese Theaterstücke für das Fernsehen bearbeitet, gibt es auch heute noch.

Rätsel 51:

Wie lautet die Lösung des Rätsels?

Der Begriff beschreibt eine männliche Person.

Die gesuchte Person war Sänger, Komponist, Pianist und Entertainer.

Der Vollblutmusiker wurde durch seinen gläsernen Flügel bekannt.

In seinen späteren Jahren beendete er seine umjubelten Konzerte oft mit einem weißen Bademantel, was zu seinem Markenzeichen wurde.

Der Künstler nutzte einen Künstlernamen, der aus seinem umgedrehten Vornamen bestand.

Der Pianist war gebürtiger Kärntener aus Klagenfurt.

Rätsel 52:

Wie lautet die Lösung des Rätsels?

Der Begriff beschreibt eine Kultserie aus Deutschland.

Die Serie wurde noch in Schwarz / Weiß gedreht.

Die Serie bestand aus 8 Episoden.

Die Handlung der Serie spielt in einem Landhotel am Rande des Schwarzwaldes.

Die Serien gehört in die Rubrik Familienfilm.

Die Hauptpersonen wurden durch die bekannten Schauspieler Hans Söhnker und Jane Tilden dargestellt.

Rätsel 53:

Wie lautet die Lösung des Rätsels?

Der Begriff beschreibt eine männliche Person.

Die gesuchte Person ist von Beruf Schauspieler, Autor, Synchronsprecher, Bühnenregisseur und Sänger.

Schon als Kind arbeitete er als Sprecher beim RIAS Berlin.

Der Künstler war der langjährige Moderator einer Musikproduktion mit einem bunten Mix aus Schlager, Rock, Pop und Sketchen.

Mit seiner Sendereihe, die im ZDF ausgestrahlt wurde, ebnete er unzähligen jungen Musiktalenten den ersten Weg in eine professionelle Fernseh - Karriere.

In seinen monatlich ausgestrahlten Musiksendungen trat regelmäßig auch seine Schwester als Sketchpartnerin auf.

Rätsel 54:

Wie lautet die Lösung des Rätsels?

Der Begriff beschreibt eine Fernsehserie.

Die Serie wurde in den USA produziert und später auch in Deutschland ausgestrahlt.

In dieser amerikanischen Fernseh - Serie spielen ein Waisenjunge und ein Pferd die Hauptrollen.

Bei dem Pferd handelt es sich um einen widerspenstigen Hengst, der sich weder einfangen noch zureiten lassen will.

Der kleine Junge kann verhindern, dass das wilde Pferd, das sich nicht zähmen lassen will, erschossen wird.

Die Fernsehserie gilt als moralisch sehr wertvoll.

Rätsel 55:

Wie lautet die Lösung des Rätsels?

Der Begriff beschreibt eine Fernsehserie der DDR.

Die Fernsehserie ist eine lockere Reihe an Ratgebersendungen rund um den Garten.

Die Serie wurde von Erika Krause konzipiert und moderiert, die mehrfach zum Fernsehliebling der DDR gekürt wurde.

Die Sendereihe wurde in einer Kleingartenanlage gedreht.

Die Sendereihe hatte einen durchschlagenden Erfolg und wurde so zur Vorlage weiterer Ratgebersendungen ähnlicher Art.

Die Sendereihe wurde von 1968 bis 2003 ausgestrahlt.

Rätsel 56:

Wie lautet die Lösung des Rätsels?

Der Begriff beschreibt eine Fernsehreihe im ZDF.

Die gesuchte Fernsehreihe ist eine Fahndungssendung mit realen und aktuellen Fällen.

Der Moderator dieser Sendung ist Rudi Cerne.

In dieser Sendereihe geht es um echte Fälle, die bislang trotz größter Mühe noch nicht gelöst werden konnten.

In den Sendungen bitten Polizisten um die Mithilfe der Bevölkerung bei der Fahndung zum Zwecke der Verbrechensbekämpfung.

Der Aufruf ist eine Art Öffentlichkeitsfahndung, die für jeden Fall einzeln rechtlich genehmig wurde.

Rätsel 57:

Wie lautet die Lösung des Rätsels?

Der Begriff beschreibt eine weibliche Person.

Die Frau ist eine dänische Sängerin, Schauspielerin, Live - Künstlerin, Theater - Schauspielerin und Entertainerin.

In ihren Konzerten gibt sie ihr Können den Bereichen Jazz, Schlager, Blues, Musical sowie dänische Volkslieder.

Berühmtheit erlangte sie als Jugendliche mit dem niedlichen Hit: "Ich will nen Cowboy zum Mann".

Mit ihrem deutschen Sangeskollegen Rex Gildo gab sie jahrelang das absolute Fernseh - Traumpaar.

Gemeinsam gewannen sie die Schlagerfestspiele in Baden - Baden und standen gemeinsam vor der Filmkamera.

Rätsel 58:

Wie lautet die Lösung des Rätsels?

Der Begriff beschreibt eine Fernsehserie aus Deutschland.

Die Fernsehserie war eine Kriminalfilm - Reihe-

Die Serie ist eine Kooperationsarbeit zwischen Deutschland, Österreich und der Schweiz.

Die Serie wurde von 1974 bis 1998 im ZDF ausgestrahlt.

Die Kriminalfilme spielen in München.

Hauptdarsteller der Kriminalfilm - Reihe war Horst Tappert.

Rätsel 59:

Wie lautet die Lösung des Rätsels?

Der Begriff beschreibt eine US - amerikanische Comedy - Serie.

Die Serie wurde von 1984 bis 1992 von NBC ausgestrahlt, später auch auf Pro 7.

Die Serie handelt von dem Alltagsleben einer wohlhabenden afroamerikanischen Familie und wird vorlaut und lustig erzählt.

Die Comedy - Serie spielt in Brooklyn, New York.

Die Hauptpersonen sind die 7 köpfige Familie Huxtables.

Der Name der Serie geht auf einen der Ideengeber der Serie zurück.

Rätsel 60:

Wie lautet die Lösung des Rätsels?

Beschrieben wird eine Comedy - Serie.

Die Serie gehört zu den bekanntesten und wichtigsten Comedy - Serien Europas.

Die Originalsprache der Serie ist Französisch.

Die Vorlage für die lustigen Abenteuer lieferte ein belgischer Zeichner.

Die Geschichten sind meistens selbstkritische, lustige Abenteuer.

Alle Episoden haben lustige bis witzige Elemente.

Lösungen

1. ZDF - Hitparade
2. Hans Rosenthal
3. Ein Platz für Tiere mit Prof. Bernhard Grzimek
4. Dallas
5. Der Musikantenstadl
6. Heinz Ehrhardt
7. Wetten dass, ...
8. Heidi (Film)
9. Disco
10. Die Lindenstraße
11. Klimbim
12. Hein Simons (Heintje)
13. Kommissar Rex
14. Zum Blauen Bock
15. Die Schwarzwaldklinik
16. Verstehen Sie Spaß?
17. Kein schöner Land
18. Salto Mortale (Artistenserie)
19. Die Rudi Carrell Show

20. Lassie

21. Die volkstümliche Hitparade

22. Die Augsburger Puppenkiste

23. Roy Black

24. Ich heirate eine Familie

25. Die Pyramide

26. Tatort

27. Peter Frankenfeld

28. Das Königlich Bayerische Amtsgericht

29. Romy Schneider

30. Mit Schirm, Charme und Melone

31. Das Traumschiff

32. Bezaubernde Jeannie

33. Beat Club

34. Die Astro Show

35. Hans-Joachim Kulenkampff

36. Drei Engel für Charlie

37. Fiesta Mexicana

38. Das Krankenhaus am Rande der Stadt

39. Der Musikladen

40. Die Schlümpfe

41. Götz George

42. Ein Kessel Buntes

43. Die Sesamstraße

44. Sissi - Trilogie

45. Grand Prix der Volksmusik

46. Dieter Thomas Heck

47. Alle meine Tiere

48. Der Alte

49. Gotthilf Fischer

50. Der Komödienstadl

51. Udo Jürgens

52. Der Forellenhof

53. Ilja Richter

54. Fury

55. Du und dein Garten

56. Aktenzeichen XY ungelöst

57. Gitte Henning

58. Derrick

59. The Bill Crosby Show

60. Tim und Struppi

ENDE

<u>Ich hoffe, das Buch hat dir gefallen.</u>

Im Übrigen wäre ich Dir sehr dankbar, wenn du dir eine Minute Zeit für ein Feedback auf Amazon.de nimmst!

Rezensionen sind für uns freie Autoren sehr wichtig, denn darüber werden sie gemessen! Nimm dir daher doch bitte die Minute Zeit und schreibe eine ehrliche Rezension über dieses Buch!

Weitere Senioren Beschäftigungen

Wir bemühen uns sehr und bringen stetig neue Bücher für Senioren raus, damit es nie langweilig wird ☺

Weitere Bücher von uns findest du hier:

Direkt zu unseren Büchern auf Amazon:
http://bit.ly/sb-autorenseite

Unsere Webseite:
https://senioren-beschaeftigungen.de

Weitere Beschäftigungs Bücher findest du auf Amazon.de, indem du in die Suchleiste „Kristina Büttertz" eingibst, auf eines unserer Bücher klickst, und dann unterhalb des Titels auf dir Buchreihe „Senioren Beschäftigungen" klickst.

<u>Vielen Dank für die Unterstützung.</u>

Haftungsausschluss

Die Umsetzung aller enthaltenen Informationen, Anleitungen und Strategien dieses Buchs erfolgt auf eigenes Risiko. Für etwaige Schäden jeglicher Art kann der Autor aus keinem Rechtsgrund eine Haftung übernehmen. Für Schäden materieller oder ideeller Art, die durch die Nutzung oder Nichtnutzung der Informationen bzw. durch die Nutzung fehlerhafter und/oder unvollständiger Informationen verursacht wurden, sind Haftungsansprüche gegen den Autor grundsätzlich ausgeschlossen. Ausgeschlossen sind daher auch jegliche Rechts- und Schadensersatzansprüche. Dieses Werk wurde mit größter Sorgfalt nach bestem Wissen und Gewissen erarbeitet und niedergeschrieben. Für die Aktualität, Vollständigkeit und Qualität der Informationen übernimmt der Autor jedoch keinerlei Gewähr. Auch können Druckfehler und Falschinformationen nicht vollständig ausgeschlossen werden. Für fehlerhafte Angaben vom Autor kann keine juristische Verantwortung sowie Haftung in irgendeiner Form übernommen werden.

Urheberrecht

Alle Inhalte dieses Werkes sowie Informationen, Strategien und Tipps sind urheberrechtlich geschützt. Alle Rechte sind vorbehalten. Jeglicher Nachdruck oder jegliche Reproduktion – auch nur auszugsweise – in irgendeiner Form wie Fotokopie oder ähnlichen Verfahren, Einspeicherung, Verarbeitung, Vervielfältigung und Verbreitung mit Hilfe von elektronischen Systemen jeglicher Art (gesamt oder nur auszugsweise) ist ohne ausdrückliche schriftliche Genehmigung des Autors strengstens untersagt. Alle Übersetzungsrechte vorbehalten. Die Inhalte dürfen keinesfalls veröffentlicht werden. Bei Missachtung behält sich der Autor rechtliche Schritte vor.

Impressum:

© Senioren Beschäftigungen 2020
1. Auflage. Alle Rechte vorbehalten. Nachdruck, auch in Auszügen, nicht gestattet. Kein Teil dieses Werkes darf ohne schriftliche Genehmigung des Autors in irgendeiner Form reproduziert, vervielfältigt oder verbreitet werden.
Kontakt: Lukas Weithaler/Unser Frau 169/ 39020 Schnals/
Italien/E-mail: info@senioren-beschaeftigungen.de

www.ingramcontent.com/pod-product-compliance
Lightning Source LLC
Chambersburg PA
CBHW050251220526
45465CB00002B/641